David Galgallo
Ruth Nduati
Elizabeth Obimbo

Prevalência de doença renal em crianças infectadas pelo VIH-1 no KNH, Nairobi

David Galgallo
Ruth Nduati
Elizabeth Obimbo

Prevalência de doença renal em crianças infectadas pelo VIH-1 no KNH, Nairobi

ScienciaScripts

Imprint

Cover image: www.ingimage.com

This book is a translation from the original published under ISBN 978-3-659-86917-4.

Publisher:
Sciencia Scripts
is a trademark of
Dodo Books Indian Ocean Ltd. and OmniScriptum S.R.L publishing group

120 High Road, East Finchley, London, N2 9ED, United Kingdom
Str. Armeneasca 28/1, office 1, Chisinau MD-2012, Republic of Moldova, Europe
Managing Directors: Ieva Konstantinova, Victoria Ursu
info@omniscriptum.com

Printed at: see last page
ISBN: 978-620-8-56488-9

DEDICAÇÃO

Aos meus pais, Sr. e Sra. S. G. Daudi, pela sua fé em mim, dando-me o melhor e pela sua incansável oração ao Todo-Poderoso.

AGRADECIMENTOS

Gostaria de expressar os meus sinceros agradecimentos a:

- Os meus supervisores, Prof. R. Nduati, Dr. G. Irimu, Dr. D. Wamalwa e Dr. E. Obimbo; todos do Departamento de Pediatria e Saúde Infantil da Universidade de Nairobi, pelo seu encorajamento, orientação e supervisão durante a preparação desta tese. A minha sincera gratidão ao Dr. Wamalwa e ao Dr. Obimbo pela organização dos testes laboratoriais.

- M r. Patrick Angalla, do Liverpool VCT, pelo tratamento dos dados.

- Dr. Mbai J.O.E. pela assistência na recolha dos dados de forma responsável e fiável.

- A Sra. Mwaniki, o Sr. Chege e todo o pessoal do laboratório universitário de pediatria pela análise das amostras de sangue para hemograma completo, ensaios CD4, ureia, electrólitos e creatinina.

- Ao Sr. Bosco e a todo o pessoal do laboratório da unidade renal pela realização dos exames de urina e da relação proteína/creatinina na urina.

- Christine e todo o pessoal do laboratório da UCI, que efectuaram a análise dos gases sanguíneos.

- A minha amiga, Dra. Susan Gitau, pela sua confiança em mim, pelo seu encorajamento, pelas suas sugestões úteis e pela sua ajuda na preparação da minha proposta.

- O meu irmão Peter Robe pela sua paciência e ajuda com os seus conhecimentos informáticos na preparação desta dissertação.

- Os meus colegas de profissão que deram sugestões úteis.

- Todas as crianças que participaram no estudo e os seus pais/encarregados de educação.

ÍNDICE DE CONTEÚDOS

LISTA DE ABREVIATURAS

ACE	Angiotensin converting enzyme
AIDS	Acquired Immune Deficiency Syndrome
ARV	Antiretroviral
BGA	Blood gas analysis
BP	Blood pressure
CCC	Comprehensive care clinic
CDC	Centres for disease control
CD4	T helper lymphocytes
CD8	T suppressor lymphocytes
CNS	Central nervous system
CVS	Cardiovascular system
DNA	Deoxyribonucleic acid
ELISA	Enzyme Linked Immunosorbent Assay
FBC	Full blood count
FSGS	Focal segmental glomerulosclerosis
GFR	Glomerular filtration rate
GIT	Gastrointestinal tract
HAART	Highly active antiretroviral therapy
HIV-1	Human immunodeficiency virus-1
HIVAN	HIV associated nephropathy
HIVN	HIV nephropathy
KDHS	Kenya Demographic Health Survey
KNH	Kenyatta National Hospital
MC	Minimal change
MH	Mesangial Hyperplasia
PACTG	Paediatric AIDS Clinical Trial Group
PMCT	Prevention of mother to child transmission
RS	Respiratory system
SPSS	Statistical Package for Social Science
WHO	WorldHealth Organization

RESUMO

Introdução: O VIH/SIDA é uma infeção multissistémica e aproximadamente 60% dos doentes desenvolvem alguma forma de patologia renal. Estes doentes correm um risco acrescido de desenvolver insuficiência renal como manifestação primária ou secundária a complicações como doenças intercorrentes e terapêutica medicamentosa.

Nas crianças, tal como nos adultos, a proteinúria pode ser a apresentação clínica mais precoce da nefropatia por VIH. Embora a análise da urina e a bioquímica sérica sejam métodos relativamente acessíveis para identificar crianças infectadas pelo VIH com nefropatia, existem poucos estudos para determinar a prevalência de proteinúria persistente e de nefropatia entre os doentes infectados pelo VIH.

Realizámos um inquérito transversal entre crianças infectadas pelo VIH para determinar a prevalência de doença renal.

Métodos: Crianças sem ARV, com idades compreendidas entre os 18 meses e os 12 anos, foram inscritas na clínica de VIH do KNH e nas enfermarias pediátricas entre dezembro de 2005 e abril de 2006. Foram recolhidas informações sociodemográficas e clínicas. No início do estudo, foram determinadas as proteínas da urina, a creatinina sérica, o bicarbonato sérico, a albumina sérica e a percentagem de CD4. Nas crianças com proteinúria, foi efectuada uma repetição do teste de proteínas na urina duas semanas mais tarde. A doença renal foi definida como proteinúria persistente e/ou diminuição da taxa de filtração glomerular.

Resultados: Foi recrutado um total de 87 indivíduos. Quarenta e seis (52,8%) eram do sexo feminino e 41 (47,1%) do sexo masculino. A sua idade variou entre os 18 meses e os 13 anos, com uma idade média de 60 meses. Globalmente, 35,6% (IC 95% 26,8%-44,4%) dos doentes tinham evidência de nefropatia com base na presença de proteinúria persistente e/ou taxa de filtração glomerular anormal. Foi detectada proteinúria em 28 (32,2%) dos indivíduos, proteinúria persistente em 14 (16,1% [IC 95% 9,4%-22,8%]) indivíduos, taxa de filtração glomerular alterada em 23 (26,4% [IC 95% 18,4%-34,4%]), uma combinação de proteinúria persistente e taxa de filtração glomerular alterada em 6 (6,9%) dos indivíduos do estudo. Quarenta e quatro (50,6%) dos indivíduos encontravam-se no estádio clínico 3 da OMS, 17 (19,5%) no estádio 2, 14 (16,1%) no estádio 4 e 12 (13,8%) no estádio 1. Dezasseis (18,4%) dos indivíduos do estudo não estavam imunossuprimidos, conforme definido por CD4 $\geq$25%, 19 (21,8%) estavam moderadamente imunossuprimidos e 52 (59,8%) estavam gravemente imunossuprimidos. O bicarbonato anormal foi observado em 52(59,7%), mas apenas 23(26,4% [95% CI 18,4%-34,4%]) não estavam relacionados com o sistema gastrointestinal, ou seja, depois de excluir os que apresentavam diarreia e vómitos. Outras anomalias bioquímicas encontradas incluem hiponatrémia em 32 (36,7%), hipocaliémia em 11 (12,6%), hipercaliémia em 2 (2,3%), acidose metabólica em 16 (18,4%), dos quais se observou anion gap normal em cinco e anion gap aumentado nos restantes 11.

Conclusões: A doença renal é comum entre as crianças quenianas infectadas pelo VIH e pode apresentar-se como proteinúria persistente e/ou TFG anormal. Verificou-se que um terço das crianças infectadas pelo VIH tinha doença renal. A proteinúria persistente foi mais frequente entre as crianças com uma fase clínica inicial da doença VIH/SIDA do que entre as que se encontravam em fases mais avançadas nesta população estudada.

Recomendações: Deve ser considerado o rastreio de rotina de doentes infectados com VIH para deteção de doença renal através de um teste de urina para permitir a identificação de crianças com doença renal precoce. Isto ajudará a reclassificar as crianças com doença renal para a fase clínica avançada do VIH/SIDA e a iniciar rapidamente a terapia antirretroviral.

INTRODUÇÃO

VIH/SIDA: EPIDEMIOLOGIA

O VIH/SIDA é uma doença multissistémica causada pelo vírus da imunodeficiência humana (VIH). Existem dois tipos principais, o VIH-1 e o VIH-2, que são membros da família retroviridae e pertencem ao género dos lentivírus[1].

No final de 2004, estimava-se que 37,2 milhões de adultos e 2,2 milhões de crianças viviam com o VIH em todo o mundo. Durante o mesmo ano, cerca de 4,9 milhões de pessoas foram infectadas com o vírus da imunodeficiência humana, incluindo 640.000 crianças com 14 anos ou menos. No mesmo ano, registaram-se 3,1 milhões de mortes causadas pela SIDA, a maioria das quais na África subsariana, onde os enormes ganhos em termos de sobrevivência após a utilização de medicamentos anti-retrovirais altamente activos ainda não foram alcançados. A mortalidade associada à epidemia de VIH/SIDA contribuiu para um aumento fenomenal do número de crianças órfãs, atualmente estimado em 15 milhões.[2]

O Quénia também sofreu os efeitos da epidemia de VIH/SIDA. Em 2003, a prevalência do VIH entre os adultos era de 6,7%, com um rácio de homens para mulheres de 1:2.[2] Nesse ano, calculou-se que havia 1 200 000 quenianos a viver com o VIH, dos quais 100 000 eram crianças. No mesmo ano, registaram-se 150.000 mortes relacionadas com a SIDA e estima-se que 650.000 crianças com menos de 17 anos tinham perdido um ou ambos os pais devido à SIDA. Entre as crianças órfãs com menos de 15 anos, 11% tinham perdido pelo menos um progenitor, 9% tinham perdido o pai, 4% a mãe e 2% ambos os progenitores biológicos. O número total de órfãos aumentou em relação aos 9% registados no inquérito demográfico e sanitário realizado no Quénia em 1998 (KDHS).[3]

A infeção pelo VIH tem um impacto substancial na morbilidade e mortalidade infantis em todo o mundo. Verifica-se um aumento da mortalidade das crianças infectadas pelo VIH, bem como das crianças expostas não infectadas. Nos últimos cinco anos anteriores ao KDHS de 2003, a mortalidade infantil é de 77 mortes por 1 000 nados-vivos e a mortalidade de crianças com menos de cinco anos é de 115 mortes por 1 000 nados-vivos, o que representa um aumento de 30% em relação ao período anterior, sendo a maior parte atribuída à epidemia de VIH/SIDA.[3]

Mais de 90% das crianças infectadas pelo VIH adquirem a infeção através da transmissão da mãe para o filho durante a gravidez, o parto e no período pós-natal após a exposição a leite materno contaminado.[2] A infeção pelo VIH nas crianças progride rapidamente, com cerca de 50% dos bebés infectados perinatalmente a morrerem antes de completarem dois anos.[4] As infecções oportunistas são uma importante fonte de morbilidade e mortalidade em crianças e adultos infectados pelo VIH. Além disso, as complicações específicas de órgãos da infeção pelo VIH, tais como a cardiomiopatia, **a nefropatia** e outras, contribuem substancialmente para a morbilidade e a mortalidade associadas à infeção pelo VIH.

O tratamento com medicamentos anti-retrovirais altamente activos aumenta significativamente a sobrevivência de adultos e crianças infectados pelo VIH. O início atempado da HAART beneficia o doente através da supressão do vírus VIH, mas também da conservação do sistema imunitário. Os doentes com início tardio da HAART têm uma reconstituição imunitária menos duradoura. Atualmente, são utilizadas três ferramentas para decidir quando iniciar a terapêutica ARV: contagens de CD4, estadiamento da doença VIH e carga viral. As contagens de CD4 e a carga viral requerem um certo nível de sofisticação laboratorial, pelo que o estadiamento clínico é a ferramenta mais frequentemente utilizada para identificar os indivíduos que necessitam de HAART. O estadiamento clínico é organizado em torno de um conjunto de manifestações orgânicas específicas do VIH e de infecções oportunistas e agrupado em quatro categorias com significado prognóstico, sendo o estádio 1 a infeção assintomática pelo VIH e o estádio 4 a doença avançada. As crianças classificadas nos estádios 3 e 4 são elegíveis para a TARV, tal como recomendado pelas diretrizes da OMS para a TARV pediátrica de 2006.

Em contextos de recursos limitados, o estadiamento de uma criança infetada pelo VIH baseia-se geralmente numa avaliação clínica, com pouca atenção à avaliação laboratorial. Dado o facto de a doença pelo VIH ser tão rapidamente progressiva, com quase 50% das crianças que morrem sem nunca terem atingido um estado de SIDA clínica, é importante avaliar formas de melhorar a identificação da doença nos estádios 3 e 4 para garantir o início atempado da TARV. A avaliação laboratorial selectiva utilizando instrumentos simples e facilmente disponíveis é uma das formas de melhorar o estadiamento clínico. A escolha dos instrumentos laboratoriais a utilizar face a recursos limitados tem de ser informada pelo conhecimento da prevalência de diferentes infecções oportunistas e da manifestação específica da doença VIH nos órgãos. Não se pode presumir que a prevalência de infecções oportunistas (Ols) e as condições de doença VIH específicas de órgãos descritas na Europa e na América sejam necessariamente as mesmas para as crianças africanas que vivem em condições muito diferentes e estão expostas a diferentes agentes patogénicos e condições ambientais. Por conseguinte, é necessário realizar uma série de estudos para determinar a prevalência das diferentes IO e condições específicas dos órgãos, a fim de ajudar a identificar uma bateria de instrumentos laboratoriais básicos de baixo custo, mas informativos, para apoiar o estadiamento clínico do VIH.

Uma das doenças incluídas como doença de fase 4 é a nefropatia associada ao VIH. A informação sobre a doença renal em crianças baseia-se em relatos e séries de casos, num número muito limitado de estudos epidemiológicos e em séries de biópsias renais de doentes americanos. Nestes estudos, a doença renal é uma complicação relativamente comum da doença VIH e aproximadamente 60% dos doentes desenvolvem alguma forma de patologia renal.[5] Não existe praticamente nenhuma informação sobre a prevalência da doença renal em crianças africanas infectadas pelo VIH.

Nomenclatura da doença renal associada ao VIH/SIDA

O envolvimento renal associado à infeção pelo VIH foi descrito pela primeira vez em 1984, em adultos e crianças[6, 7, 8] Em 1984, médicos de Nova Iorque e Miami relataram doentes adultos infectados pelo VIH com proteinúria intensa e rápida progressão para doença renal terminal. Os doentes apresentavam rins grandes e edematosos com uma combinação de glomerulosclerose segmentar focal (GESF) e lesões tubulointersticiais. [9,10] Rapidamente se verificou que esta doença era comum em adultos infectados pelo VIH de origem afro-americana.[11] Nos adultos, provavelmente para respeitar uma terminologia já estabelecida para a nefropatia da heroína (HAN), a doença foi designada "Nefropatia Associada ao VIH" (HIVAN). Nas crianças, por se encontrar entre os doentes infectados perinatalmente, utiliza-se o termo nefropatia associada ao VIH (HIVN) e a histopatologia é abrangente, mas apenas a esclerose glomerular segmentar focal nos adultos.[6, 7, 8]

Apresentação clínica do HIVN/HIVAN em crianças

As crianças com HIVN/HIVAN podem ter as manifestações gerais do VIH ou manifestações renais específicas, como a síndrome nefrítica (SN), a síndrome hemolítico-urémica (SHU), as eritromatoses lúpicas sistémicas (LES), a acidose tubular renal, a insuficiência renal aguda, a nefropatia por IgA e a doença renal infiltrativa.[12] Nas crianças, tal como nos adultos, a proteinúria pode ser a apresentação clínica mais precoce da nefropatia por VIH e, raramente, pode ser a primeira manifestação da infeção por VIH num doente com doença insuspeita. Subsequentemente, podem desenvolver uma redução da taxa de filtração glomerular que progride para uma doença renal terminal em poucas semanas ou meses.[13] As manifestações clínicas podem ser caraterísticas grosseiras como anarsarca, oligúria, convulsões, desequilíbrios de fluidos e electrólitos, infecções do trato urinário ou um achado casual de proteinúria na avaliação clínica de rotina.[12] A insuficiência renal aguda é rara em crianças [9,10,14,15], ao contrário dos adultos. A insuficiência renal em crianças é geralmente secundária a complicações, como doenças intercorrentes, hipotensão e uso de terapia medicamentosa nefrotóxica.[14] Foi relatada leucocitúria estéril persistente em crianças recebendo indinavir, acompanhada de comprometimento reversível da função renal.[16] A avaliação ultra-sonográfica dos rins de crianças com nefropatia pode revelar rins normais ou rins grandes em comparação com a idade e altura da criança, tanto nos estágios iniciais quanto tardios do HIVAN/HIVN.[9]

Histopatologia do HIVN/HIVAN em crianças

Os relatos iniciais de HIVN em crianças foram feitos em crianças infectadas pelo VIH que apresentavam uma síndrome nefrítica em associação com GESF e/ou hiperplasia mesangial com dilatação tubular microcística.[17] Desde então, tem-se reconhecido o amplo espetro de histopatologia e manifestações clínicas observadas em crianças e nenhum padrão histopatológico específico é patognomónico de HIVN. Numa revisão dos casos relatados na literatura, apenas 31 (48%) das 64 crianças com HIVN apresentavam GESF.[12] Estudos posteriores confirmaram estes achados e, atualmente, sabe-se que a histologia da HIVN/HIVAN em crianças inclui uma prevalência quase igual de GESF e hiperplasia mesangial difusa (HM) e um número menor de nefropatia com alterações mínimas (MC) e LES. Algumas crianças parecem progredir de HM para GESF. Outras patologias observadas, tanto em adultos como em crianças, são a glomerulonefrite mesangiocapilar, a glomerulonefrite membranosa, a nefropatia por IgA e as microangiopatias hemolíticas trombóticas.[12, 18] Assim, nas crianças, todas as formas histológicas com doença renal evidente e alterações na urina e no sangue devem ser classificadas como HIVN, após exclusão de infecções como o CMV, a hepatite, a sífilis e outras doenças infecciosas. [12]

Han et al examinaram o padrão das doenças renais em adultos sul-africanos infectados pelo VIH e tentaram diagnosticar o VIHAN numa fase precoce. Num estudo transversal realizado num único centro, 615 doentes infectados pelo VIH e não sujeitos a ARV foram submetidos a um rastreio de proteinúria, 30 (4,8%) apresentavam graus variáveis de proteinúria e 7 (1,1%) proteinúria persistente. Os trinta doentes com proteinúria foram submetidos a uma biopsia renal, 25 (83%) tinham GESF e foram classificados como HIVAN, 2 (7%) tinham nefropatia membranoproliferativa e três (10%) nefrite intersticial. Quatro dos 25 pacientes com HIVAN também tinham nefropatia membranosa.[19] De notar que apenas 5 (20%) dos 25 pacientes com diagnóstico histológico de HIVAN tinham proteinúria persistente. Este estudo sul-africano ilustra os desafios de definir claramente a doença relacionada com o VIH. Muitos textos exigem que um doente tenha proteinúria persistente antes de se considerar um diagnóstico de HIVAN/HIVN e, no entanto, este estudo mostra que 75% dos doentes com GESF não tinham proteinúria persistente.

Na revisão da literatura pediátrica sobre a doença renal relacionada com o VIH, é feita uma distinção entre proteinúria, testes de função renal anormais e HIVAN.[9] Os critérios de diagnóstico da doença renal relacionada com o VIH têm variado ao longo do tempo. Nos relatórios iniciais, a biópsia renal era o padrão de ouro para o diagnóstico, mas estudos subsequentes basearam-se na apresentação clínica, nos achados laboratoriais de função renal anormal e na avaliação radiológica com ultra-sons ou simplesmente na demonstração de proteinúria.[8,9,20] Num estudo da Universidade de Miami, 14 (41%) das 34 crianças classificadas como HIVN com base em critérios clínicos de proteinúria persistente e estudos radiológicos e sem biópsia renal progrediram para insuficiência renal crónica, sugerindo que esta abordagem mais simples ainda identifica o doente com doença renal relacionada com o VIH.[9]

Epidemiologia da doença renal no VIH (HIVN)

Existem poucos estudos para determinar a prevalência de proteinúria persistente e/ou doença renal entre os doentes com infeção por VIH. Numa pesquisa da literatura médica, apenas quatro estudos africanos relataram doença renal relacionada com o VIH.[19, 20, 21] Um estudo ugandês de crianças que se apresentavam num hospital universitário com proteinúria concluiu que nenhuma delas tinha infeção por VIH, apesar de haver uma prevalência de VIH de 20%.[21] Davachi et al relataram um caso de síndrome nefrítico entre 115 crianças infectadas por VIH seguidas em Kinshasa. Os outros dois estudos foram realizados em adultos; o estudo sul-africano, tal como referido anteriormente, e um estudo tanzaniano que documentou um risco de morte 2,6 (IC 95% 1,1-1,8) vezes superior em adultos hospitalizados infectados pelo VIH com doença renal. Neste estudo, a meningite e as septicemias foram as duas únicas outras condições associadas ao aumento do risco de mortalidade.[21] Assim, a literatura sobre HIVAN/HIVN em crianças baseia-se exclusivamente em estudos da América do Norte. A Tabela 1 abaixo resume alguns desses estudos.

Quadro 1: Prevalência de doença renal em pessoas infectadas pelo VIH

Author	Type of study	Sample size	Out come measure	Prevalence
CDC AIDS surveillance Report 2002[22]	Prospective cohort	3219	HIVAN	2-5%
Gupta SK[20]	Retrospective cohort	289	Proteinuria	29%
PACTG	Prospective cohort	2417	Proteinuria ≥2 occasions	29%
PACTG	Prospective cohort	Ditto	Abnormal renal function test	6%
PACTG	Prospective cohort	Ditto	Biopsy	2-3%
Rajpoot D[25]	Case series	62	Clinical nephropathy	25.8%
Han DM[19]*	Cross-sectional	615	Biopsy	4.9%
Strauss J[10]	Prospective cohort	155	Biopsy	7.7%

*African study

O relatório de vigilância do VIH/SIDA do CDC de 2002 estimava que havia 3219 casos pediátricos de infeção pelo VIH em crianças americanas com menos de 13 anos de idade. A incidência de nefropatia associada ao VIH foi estimada em 2-5%. Além disso, 5% das mortes em crianças infectadas pelo VIH foram registadas como secundárias a doença renal.[22]

O Paediatric AIDS Clinical Trial Group (PACTG) tentou estimar a prevalência da doença renal em doentes pediátricos infectados pelo VIH. A análise das bases de dados do PACTG 219C Late Outcomes Study (dados não publicados) sugere que 2-3% dos indivíduos têm um diagnóstico renal consistente com nefropatia VIH e que até 6% têm doença renal determinada principalmente por avaliação laboratorial. Dos 145 indivíduos, 48% tinham hipocaliemia, 33% tinham níveis elevados de azoto ureico no sangue, 17% tinham níveis elevados de creatinina e 14% valores baixos de albumina sérica. A proteinúria foi detectada em > 2 ocasiões em 29% dos indivíduos (bases de dados do PACTG 219C Late Outcomes Study (dados não publicados). Gupta SK et al encontraram >ou = 1+ proteinúria em 29% dos doentes infectados pelo VIH na primeira análise de urina após a documentação do VIH.[20] Este valor é consideravelmente mais elevado do que a prevalência de proteinúria entre crianças em idade escolar sem VIH, que é de 10,7%.[23]

Uma análise da base de dados pediátrica da Universidade de Miami revelou que 77 das 284 crianças incluídas na base de dados tinham proteinúria persistente com uma relação proteína/creatinina urinária

> 0,2 g/g, outras 34 tinham HIVAN definida por critérios clínicos, proteinúria persistente e estudos radiológicos. Entre as 34 crianças com HIVAN/HIVN, 7 desenvolveram síndrome nefrítica e 14 (14%) evoluíram para insuficiência renal crónica. A gravidade do HIVAN foi correlacionada com a carga viral.[9]

Davachi e colegas relataram que uma (0,8%) das 115 crianças infectadas pelo VIH com 212 anos de idade seguidas em Kinshasa tinha uma síndrome nefrítica.[24] Newson e colegas relataram a doença renal proteinúrica em 36 crianças no sudoeste do Uganda com idades entre 1,5 e 14 anos e admitidas no hospital de Mbarara durante um período de 9 meses em 1999 com doença renal proteinúrica. Verificaram que 18 (50%) apresentavam uma nefrite pura, 5 (14%) uma síndrome nefrítica pura e 13 (36%) um quadro misto. Numa altura em que 20% dos internamentos pediátricos naquela instituição eram crianças infectadas pelo VIH, apenas uma criança com doença renal proteinúrica estava infetada pelo VIH.[25]

Rajpoot e colaboradores realizaram um estudo para definir as caraterísticas demográficas, imunológicas e clínicas de crianças com síndrome de imunodeficiência adquirida e nefropatia da SIDA.[26] Numa revisão de prontuários de todas as crianças admitidas com VIH no Sunny Health Sciences Centre em Nova Iorque no período pré-HAART 1983-1993, foram identificadas 62 crianças, das quais 60 tinham infeção adquirida perinatalmente e duas por transfusão de sangue. Dezasseis (25,8%) das 62 crianças com SIDA apresentavam nefropatia clínica. Todas as crianças com nefropatia clínica morreram, em comparação com 24 (42,8%) das 56 crianças sem nefropatia clínica. Os doentes com nefropatia clínica apresentavam contagens de CD4 significativamente mais baixas. A sobrevivência média das crianças com nefropatia foi de 55,3 meses. A lesão renal mais comum foi a glomeruloesclerose segmentar focal.

Outra apresentação da HIVN é a acidose metabólica não gastrointestinal persistente. Numa análise dos processos de 202 crianças infectadas pelo VIH, Chakraborty verificou que 34 (17%) apresentavam desníveis aniónicos urinários e séricos persistentes (SAG, UAG), 16 (47%) das 34 apresentavam acidose SAG elevada e 18 (53%) das 34 apresentavam SAG normal e UAG positiva, pelo que foram classificadas como acidose tubular renal. Os doentes acidóticos eram significativamente mais baixos do que as crianças não acidóticas, tinham uma doença VIH mais avançada e tinham maior probabilidade de estar a fazer profilaxia com septrina.[27]

A prevalência entre adultos infectados pelo VIH de proteinúria de grau 1+ por análise da urina, um marcador de doença glomerular, é de 30%.[28] Num grupo de estudo de investigação epidemiológica do VIH (HERS) patrocinado pelo CDC, revelou-se que, entre as mulheres seropositivas para o VIH-1 (sem SIDA), 7,2% tinham anomalias renais (definidas como creatinina sérica > 1,4 mg/dl ou > 2+ proteinúria na urina) na linha de base. No entanto, Crowley et al. verificaram que a prevalência de proteinúria assintomática persistente entre doentes seropositivos para o VIH numa clínica de VIH era de 14% e que não se correlacionava com a carga viral.[29] Winston JA et al. biopsiaram doentes seropositivos para o VIH-1 com proteinúria e verificaram que o VIHAN era a causa mais comum de doença renal.[30] O VIHAN é normalmente observado com mais frequência em homens do que em mulheres, com uma relação homem-mulher de 10:1. D'Agati verificou que a doença glomerular é a lesão mais frequentemente identificada em estudos baseados em biopsias.[31]

Patogénese e patologia da doença renal no VIH

A patogénese da doença renal em doentes infectados pelo VIH não é conhecida. O vírus pode localizar-se em diferentes estruturas renais afectadas. Este facto foi sugerido pelos estudos de Cohen et al. em Los Angeles, CA, e pelos de Kimmel et al. em Washington, DC, que demonstraram o genoma do VIH-1 no parênquima renal por hibridação in situ e o ADN viral em tecido de biópsia renal microdissecado de doentes infectados pelo VIH-1 com síndrome nefrótica, respetivamente. A patologia renal resulta do efeito direto do VIH-1 nas células renais, uma vez que o vírus se replica ativamente dentro das células infectadas, mas não se sabe como é que o vírus causa a doença dentro da célula, mas há provas de que existem factores dentro das células infectadas que causam tanto a proliferação como a apoptose[32].

Um papel direto para o VIH-1 é sugerido por estudos que revelam que o VIH-1 se replica em culturas de células endoteliais e mesangiais, por evidências de expressão de CD4 em células mesangiais e pela observação de que o antigénio p24 foi identificado em células epiteliais renais, e que existem semelhanças entre a infeção pelo vírus da imunodeficiência símia e a infeção pelo VIH-1, bem como a nefropatia por VIH e as lesões induzidas em ratinhos transgénicos por provírus não infecioso do VIH-1. Outros potenciais mediadores sugeridos para as alterações histológicas observadas nestes doentes incluem várias citocinas, infecções por outros organismos que não o VIH-1, apoptose, isquemia, glomerulomegalia e alterações imunológicas. A proteinúria resulta de lesões glomerulares ou tubulares provocadas pelo vírus VIH-1 e, de facto, o rim actua como um reservatório do vírus. Sabe-se também que os complexos imunes circulantes ocorrem em crianças com infeção por VIH e podem estar envolvidos.[33] A proteinúria relacionada com medicamentos resulta dos efeitos nefrotóxicos de medicamentos como os aminoglicosídeos ou os próprios anti-retrovirais.

Ao longo da última década, tem havido uma evidência crescente de que a proteinúria persistente deve ser vista não apenas como um marcador de doença renal, mas também como uma causa de lesão renal.[34,35,36] Os mecanismos pelos quais a proteinúria pode induzir lesão renal incluem: (i) obstrução dos túbulos renais por cilindros proteináceos; (ii) danos celulares após a libertação de enzimas lisossomais no citoplasma dos túbulos que reabsorvem proteínas; (iii) o ferro que é filtrado no fluido tubular para a transferrina pode ser diretamente citotóxico; (iv) a ativação da cascata alternativa do complemento nos túbulos proximais pode ser prejudicial; (v) e a lesão tubular isquémica pode seguir-se à libertação de moléculas vasoconstritoras. Existe também um fator de risco a longo prazo para a aterosclerose em crianças com proteinúria persistente grave. À medida que a gravidade da proteinúria aumenta, está associada a uma variedade de perturbações metabólicas que contribuem para a doença cardiovascular, incluindo hipercolestoremia, hipertrigliceridemia e hipercoagulabilidade. Em alguns doentes, factores como a hipertensão arterial, a insuficiência renal e a terapêutica com esteróides podem também contribuir para o risco de doença cardiovascular.[37] No doente com VIH/SIDA, a proteinúria é multifatorial: presença do próprio vírus nos glomérulos, alterações hemodinâmicas e toxicidade medicamentosa.[38]

Rastreio da nefropatia em crianças infectadas pelo VIH

O diagnóstico da infeção pelo VIH em crianças difere entre as que têm menos de 18 meses e as que têm mais de 18 meses. As diretrizes pediátricas da OMS de 2006 recomendam que a reação em cadeia da polimerase (PCR) do ácido desoxirribonucleico (ADN) do VIH, que indica a presença ou ausência de ADN viral nos glóbulos brancos da criança, seja a norma de ouro para o diagnóstico do VIH em crianças com menos de 18 meses. No entanto, nas crianças com mais de 18 meses, o diagnóstico é confirmado por um teste positivo de anticorpos contra o VIH (testes rápidos do VIH ou ensaios imunoenzimáticos do VIH).

Uma das maiores lacunas na literatura relatada é a falta de estudos que examinem a prevalência de todas as manifestações possíveis de doença renal. Os estudos centram-se na proteinúria ou na redução da taxa de filtração glomerular, ao passo que apenas um estudo relatou a proteinúria persistente.[9,25,26,27] Tendo em conta as observações anteriores, a avaliação do envolvimento renal deve incluir tanto as manifestações glomerulares (ou seja, proteinúria e redução da taxa de filtração glomerular através de varetas de urina, microscopia e creatinina) como as manifestações da doença tubular (ou seja, acidose metabólica/HCO_3, proteinúria e desequilíbrios electrolíticos), a fim de aumentar a sensibilidade da identificação de crianças com nefropatia. Pizzo e a associação de Medicina do VIH da Sociedade Americana de Doenças Infecciosas desenvolveram um conjunto de orientações sobre o diagnóstico e a gestão da doença renal crónica em indivíduos infectados pelo VIH.[9, 39] A avaliação de rotina de uma criança infetada pelo VIH deve incluir uma análise de urina completa, a estimativa dos níveis séricos de electrólitos (sódio, potássio), o rastreio metabólico (HCO_3^-), o azoto ureico no sangue, os níveis de creatinina e a taxa de filtração glomerular estimada determinada de 6 em 6 meses.

A identificação inicial de proteinúria anormal deve ser efectuada o mais cedo possível. A análise da urina utilizando um teste de urina com vareta é um método simples e económico de rastreio da proteinúria nos doentes. Detecta a albumina mas não as cadeias leves. Uma reação de cor entre a albumina urinária e o azul de tetrabromfenol produz várias tonalidades verdes com base na concentração de albumina na amostra, por exemplo, vestígio (~15mg/dL); 1+ (~30mg/dL); 2+ (~100mg/dL); 3+ (~300mg/dL); 4+ (>2000mg/dL). O teste de urina oferece uma avaliação qualitativa da proteinúria, detecta principalmente a albuminúria e é menos sensível a outras formas de proteinúria (por exemplo, proteínas de baixo peso molecular, proteína de Bence Jones, gamaglobulinas). Só se torna positivo quando a excreção de proteínas excede 300-500 mg/dia.

A proteinúria é definida como uma excreção urinária de proteínas superior a 100mg/m^2/dia ou 4mg /m^2/hora, que pode ser transitória, ortostática ou postural. Pode resultar de causas não patológicas, como a postura, a febre, a desidratação e o exercício, ou patológicas, como o processo glomerular ou tubular. Os doentes com proteinúria igual ou superior a 1+ devem ser avaliados para detetar outras anomalias congénitas do trato urinário, infecções do trato urinário (ITU) e doenças malignas.

A análise da urina deve ser repetida pelo menos 2 semanas mais tarde; se o teste for positivo, o doente deve ser rotulado como tendo "proteinúria persistente"; se for negativo, como "proteinúria intermitente/transitória". Os doentes infectados pelo VIH-1 que apresentem proteinúria persistente ou evidência clínica de envolvimento renal devem ser considerados como tendo "nefropatia VIH", devendo ser realizada uma biopsia renal. A Figura 1 mostra um algoritmo para a investigação de uma criança infetada pelo VIH-1 com suspeita de nefropatia.[39]

Existem três tipos básicos de proteinúria - glomerular, tubular e de extravasamento. Apenas a proteinúria glomerular (ou seja, a albuminúria) é identificada numa análise de urina. A proteinúria reflecte um aumento da permeabilidade glomerular que permite a filtração de macromoléculas normalmente não filtradas, como a albumina. A proteinúria persistente refere-se à proteinúria que não desaparece num exame de urina subsequente, de preferência após 10-15 dias, mas num período de 3 meses.[39] Resulta principalmente de uma perturbação glomerular, mas também pode ocorrer em perturbações tubulares e deve ser investigada mais aprofundadamente.

A estimativa do grau de proteinúria é ainda mais refinada através da quantificação do rácio proteína/creatinina urinária e/ou da excreção proteica de 24 horas. A medição da excreção de proteínas numa colheita de 24 horas é, desde há muito, o "padrão de ouro" para a avaliação quantitativa da proteinúria. Os doentes com proteinúria persistente têm de se submeter à medição quantitativa da proteína na urina, o que depende da colheita de urina de 24 horas, que é demorada, incómoda e frequentemente imprecisa nas crianças. Um método alternativo é a medição do rácio entre a proteína ou albumina e a creatinina numa amostra de urina "spot" não cronometrada. Ginsberg et al. registaram uma excelente correlação entre o conteúdo proteico da colheita de urina de 24 horas e o rácio proteína/creatinina numa única amostra de urina. A melhor correlação foi encontrada quando as amostras foram colhidas após a primeira micção da manhã e antes de deitar.[40] A avaliação exacta da proteinúria em doentes pediátricos infectados com o vírus da imunodeficiência humana (VIH) é limitada pelos constrangimentos impostos pelas colheitas de urina cronometradas e pela baixa excreção de creatinina em doentes muito doentes com baixa massa muscular. Abitbol et al realizaram um estudo entre doentes infectados com VIH para validar a utilização do rácio proteína/ creatinina na urina. Os dados deste estudo apoiaram a utilização de rácios aleatórios de proteína/ creatinina na urina para estimar a proteinúria diária em doentes pediátricos infectados com VIH, apesar das baixas taxas de excreção de creatinina.[41]

Figura 1: Algoritmo para o trabalho de uma criança infetada pelo VIH-1 com suspeita de nefropatia

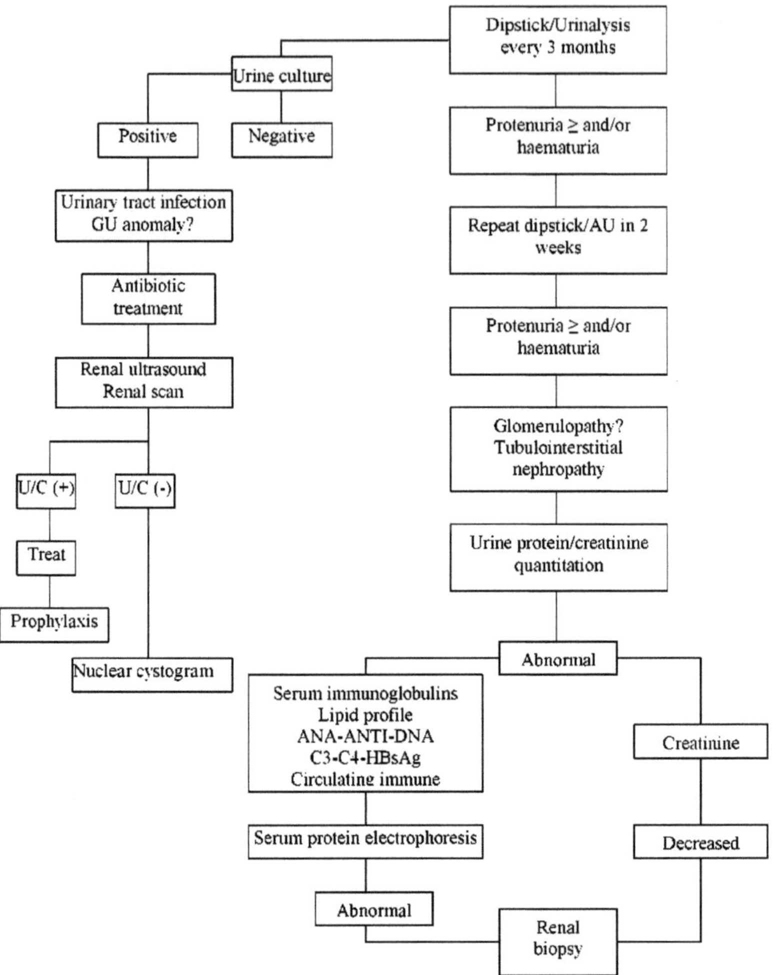

A figura 1 continua.

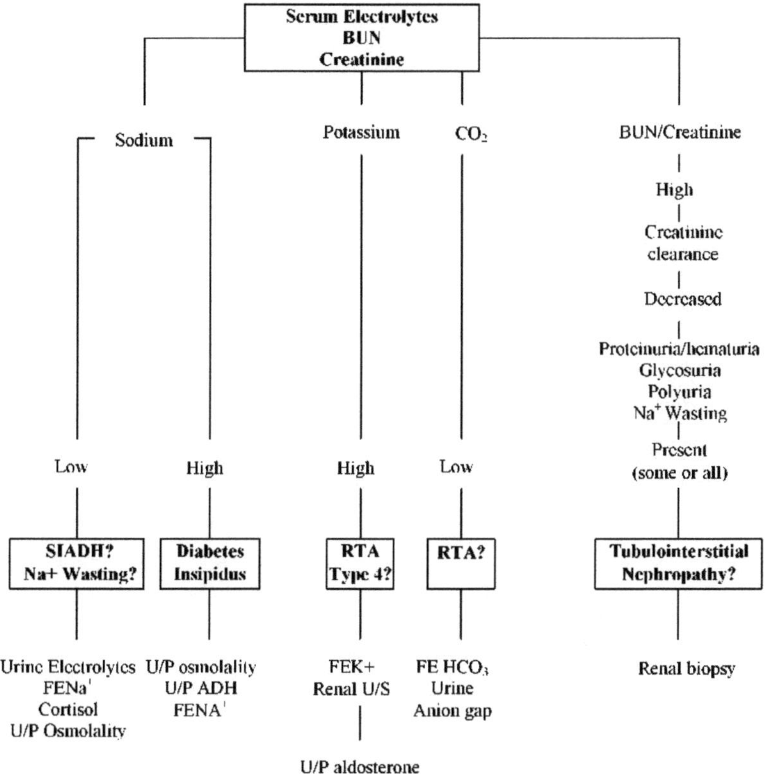

Se for detectada proteinúria, deve ser efectuada uma medição da relação proteína/creatinina urinária para quantificar a proteinúria e o nível de creatinina sérica deve ser medido para determinar a taxa de filtração glomerular (TFG). Em crianças e adolescentes, a TFG deve ser estimada utilizando a fórmula de Schwartz, que tem em conta a concentração de creatinina sérica e a altura e o sexo do doente. A concentração de creatinina sérica, por si só, não deve ser utilizada para avaliar o nível da função renal. [42,43]

As investigações adicionais da função renal incluem um painel metabólico completo, níveis totais de proteínas e albumina, serologia para o VHB, C3 e C4, teste de anticorpos antinucleares e culturas de urina. As crianças devem ser encaminhadas para um nefrologista se houver proteinúria significativa (grau ≥ 1+ na urina dipstick analysis ou relação proteína/creatinina na urina > 200mg/pmols em 2 amostras), hematúria microscópica persistente, hematúria macroscópica na ausência de ITU, edema, hipertensão, ITU recorrente, anomalias electrolíticas, acidose metabólica persistente, creatinina elevada ou BUN elevado. A biopsia renal percutânea está indicada se houver proteinúria persistente ou insuficiência renal.[9]

Tratamento da doença renal no VIH

A HAART parece ser o tratamento mais promissor para prevenir a progressão do HIVAN infantil. Não existe tratamento conhecido para outras lesões. [44,45] Nos doentes com VIH com outras lesões que não o VIHAN, a supressão viral e a utilização de terapêutica antirretroviral não estão associadas a um efeito benéfico na função renal.[16] Estudos observacionais sugeriram que os medicamentos anti-retrovirais e os inibidores da enzima de conversão da angiotensina têm um efeito benéfico no abrandamento da progressão da doença renal, com subsequente progressão para doença renal em fase terminal e redução da proteinúria nos doentes com VIHAN. [18,32] Os esteróides são particularmente úteis em doentes com síndrome nefrótica, mas não na nefropatia associada ao VIH. Outros medicamentos, como a ciclosporina, demonstraram reduzir a proteinúria em algumas crianças, mas não existem ensaios aleatórios disponíveis. Ingulli et al. observaram uma remissão da proteinúria em doentes com síndrome nefrótica da SIDA que tomavam ciclosporina após falha da prednisona.[46]

PROGNÓSTICO

O VIHN/HIVAN está caracteristicamente associado a uma rápida progressão da doença e está atualmente classificado como uma doença de estádio 3 no estadiamento clínico do VIH da OMS.[(10),14,26,46] O prognóstico é pior se houver uma baixa contagem de CD4 e uma terapêutica antirretroviral prévia. Um melhor resultado está associado a um baixo nível de creatinina, baixa proteinúria e terapia com esteróides[47].

JUSTIFICAÇÃO E UTILIDADE DO ESTUDO

O VIH é prevalente entre as crianças africanas e o cenário aqui no Quénia é que muitas crianças apresentam uma doença avançada de VIH. A doença renal, que é uma complicação relativamente comum do vírus da imunodeficiência humana, particularmente o VIHAN, afecta predominantemente os afro-americanos, progride rapidamente e é frequentemente fatal nas crianças. No entanto, a prevalência da doença renal entre as crianças africanas com sintomas de VIH/SIDA não é conhecida.

A nefropatia por VIH é uma condição clínica de estádio 3 da OMS. A avaliação renal não é efectuada por rotina antes do estadiamento das crianças infectadas pelo VIH e não é claro que proporção de crianças é classificada erradamente quando esta avaliação não é efectuada. Uma vez que os inibidores da ECA e a HAART estão disponíveis e podem ser utilizados no tratamento da doença renal relacionada com o VIH, a identificação das crianças que necessitam deste tipo de tratamento é vital para a sua gestão eficaz.

O teste de urina e a bioquímica sérica são métodos relativamente acessíveis para identificar crianças infectadas pelo VIH com doença renal e podem ser implementados como parte do pacote de cuidados de rotina para crianças infectadas pelo VIH. A análise da urina, em particular, é uma forma simples e pouco dispendiosa de rastrear a nefropatia relacionada com o VIH nas crianças, sendo assim útil na deteção precoce e no acompanhamento clínico da doença renal.

OBJECTIVOS DO ESTUDO

Objetivo principal

1) Determinar a prevalência de doença renal em crianças infectadas pelo VIH-1 com idades compreendidas entre os 18 meses e os 12 anos no Kenyatta National Hospital, determinada pela presença de proteinúria persistente e/ou diminuição da taxa de filtração glomerular.

Objectivos secundários

1) Determinar a associação entre a doença renal e a idade, o sexo, o estádio clínico da doença VIH e a percentagem de CD4, respetivamente.

METODOLOGIA

Conceção do estudo

Estudo transversal

Área de estudo

O estudo foi realizado nas enfermarias de pediatria geral do Kenyatta National Hospital e no Comprehensive Care Centre. O Kenyatta National Hospital (KNH) é o hospital de referência nacional do Quénia, com uma capacidade de cerca de 1860 camas, das quais 335 são camas de pediatria geral. O KNH também funciona como hospital universitário da Universidade de Nairobi. Atende pacientes encaminhados de todo o país. Atualmente, o VIH representa 14% dos internamentos no KNH[48].

O Centro de Cuidados Exaustivos (CCC) presta cuidados ambulatórios abrangentes em matéria de VIH a adultos e crianças, que incluem aconselhamento psicossocial, aconselhamento nutricional, prevenção e tratamento de infecções oportunistas, análises laboratoriais para preparação para a HAART e para monitorização da tolerância e da resposta à HAART. Na altura deste estudo, a clínica pediátrica funcionava às segundas e quintas-feiras de manhã e eram atendidos cerca de 20 doentes por dia.

População do estudo

Os pacientes foram retirados das enfermarias pediátricas e das clínicas de VIH do KNH, que serve pessoas de estatuto socioeconómico mais baixo, que vivem na cidade e nos seus arredores e pacientes referenciados de todo o país.

DEFINIÇÕES

Definição da operação:

- Doença renal em crianças infectadas pelo VIH - presença de proteinúria persistente e/ou diminuição da taxa de filtração glomerular.

Definições standard:

- Proteinúria - $\geq$1+ na vareta de urina se a gravidade específica for $\leq$ 1,015 ou $\geq$2+ se a gravidade específica for $\geq$1,020.
- Proteinúria persistente - proteinúria de pelo menos 1+ em mais de uma ocasião e medida com um intervalo de pelo menos 15 dias, mas num período de 3 meses.
- Taxa de filtração glomerular (ml/min/1,73m^2)

  Normal 80-120

  Perturbação ligeira 50-79

  Perturbação moderada 30-49

  Perturbação grave 10-29

  ESRD <10
- Rácio proteína/ creatinina na urina (mg/pmol)

  Proteinúria ligeira 20-50

  Proteinúria moderada 51-199

  Proteinúria grave >200
- Electrólitos anormais
  - A hiponatrémia refere-se a Na^+ <135mmol/l
  - A hipercalemia refere-se a K^+ >5mmol
  - A hipocaliemia refere-se a K^+ <3,5mmol/l
- Um bicarbonato anormal refere-se a HCO3- <22 mmol/l ou >29 mmol/l
- Pressão arterial (mmHg)

  Normal - PA sistólica e diastólica média inferior ao percentil 90 para a idade, género e altura.

  Limítrofe - PA sistólica ou diastólica média entre os percentis 90 e 95 para a idade, género e altura.

  Hipertensão - PA sistólica média ou diastólica média superior ao percentil 95 para a idade, sexo e altura.

Tamanho da amostra

A dimensão mínima da amostra necessária para cumprir o objetivo primário foi de **87** crianças, calculada utilizando a fórmula de Fischer para estudos de prevalência.

$$n=\frac{Z^{(2)}(1-\alpha/2)\,P\,(1-P)}{d^2}$$

n= dimensão mínima da amostra.

Z= 1,96 é o desvio normal correspondente a um intervalo de confiança de 95%.

α= 0,05 é o nível de significância.

P= prevalência estimada de doença renal do estudo PACTG (6%).

d= 5%, grau de precisão ou exatidão.

Seleção e recrutamento:

O investigador visitou a clínica do Centro de Cuidados Exaustivos todas as segundas e quintas-feiras de manhã, e as enfermarias pediátricas gerais diariamente entre as 8 e as 17 horas. Todas as crianças que preenchiam os critérios de elegibilidade foram consecutivamente registadas para obter a dimensão da amostra.

Critérios de inclusão:

1) Crianças seropositivas por ELISA, com idades compreendidas entre os 18 meses e os 12 anos.
2) Autorização escrita dos pais/encarregados de educação

Critérios de exclusão 1) Crianças com exposição prévia a HAART (exceto para PMTCT).

Procedimentos clínicos e laboratoriais:

Este estudo recrutou apenas crianças com idade superior a 18 meses e, por conseguinte, o teste de anticorpos (teste rápido do VIH ou ensaios imunoenzimáticos do VIH) foi o meio de diagnóstico utilizado pelos médicos dos cuidados primários. Obteve-se um historial completo e realizou-se um exame físico, incluindo a medição da pressão arterial, utilizando um método clínico padrão em todos os doentes recrutados. Foram medidos a altura e o peso de todos os doentes. As crianças foram estadiadas clinicamente utilizando o estadiamento da OMS e foram colhidos 2 ml de sangue em frascos com

EDTA para contagem sanguínea completa e contagem de CD4. Foram utilizadas a máquina de contagem de células MS4-Automated Haematology e a máquina FACSCount da Becton Dickinson para a contagem sanguínea completa e a contagem de CD4 , respetivamente. Durante a mesma visita, foram colhidos dois ml de sangue num frasco bioquimicamente limpo para determinar os níveis de ureia, electrólitos e creatinina sérica utilizando o analisador automático Technicon RA-1000, da Bayer.

A taxa de filtração glomerular foi estimada a partir do nível de creatinina sérica medido, utilizando a fórmula de Schwartz[37(,38)da] seguinte forma:

$$\text{Taxa de filtração glomerular} = \frac{\text{altura (cm) x K}}{\text{Creatinina plasmática (pmol)}} = \text{mls/min/1,73m}^2$$

Onde: K=48(para crianças de 1-12 anos)

Foi colhido um mililitro de sangue venoso numa seringa heparinizada para análise de gases sanguíneos (BGA) no laboratório da unidade de cuidados intensivos e calculado o bicarbonato sérico. Foram colhidos cinco mililitros de urina aleatória num frasco limpo e foi efectuado um teste de urina com as tiras combur_10.

Os doentes com proteinúria ≥1+ foram submetidos a uma análise da relação proteína/creatinina na urina na mesma amostra e a um teste de urina repetido após 2 semanas e a relação proteína/creatinina na urina foi avaliada nos doentes com proteinúria persistente.

Controlo de qualidade

Os materiais de controlo de qualidade disponíveis no mercado foram analisados todas as manhãs antes da análise das amostras de sangue e urina dos pacientes.

CONSIDERAÇÃO ÉTICA

A aprovação para a realização do estudo foi obtida junto do Comité de Revisão Científica e Ética do Kenyatta National Hospital e os doentes foram incluídos no estudo depois de os pais/tutores terem dado o seu consentimento informado por escrito. Todos os custos das análises à urina foram suportados pelo investigador. Os ensaios de HIV Elisa, CD4, hemograma completo e creatinina foram efectuados pelo programa de tratamento do VIH existente no KNH. Todas as informações obtidas no estudo foram tratadas de forma confidencial. Todos os resultados foram comunicados ao(s) médico(s) que cuidava(m) dos pacientes.

GESTÃO DE DADOS:

Os dados recolhidos foram introduzidos numa base de dados informática e analisados utilizando o programa estatístico para as ciências sociais (pacote SPSS) versão 13.0 e o EPI INFO versão 3.2

Os resultados foram apresentados em tabelas de frequência, gráficos de barras e gráficos de pizza, conforme apropriado. Foram determinados limites de confiança de noventa e cinco por cento para as médias e proporções.

RESULTADOS

Caraterísticas sócio-demográficas

Durante o período de estudo, entre dezembro de 2005 e março de 2006, foram recrutados oitenta e sete doentes que cumpriam os critérios de elegibilidade. Havia um total de 46 mulheres (52,8%) e 41 homens (47,1%), o que dá uma proporção de aproximadamente 1:1. Mais de metade das crianças do estudo, 45 (51,7%), tinham cinco anos ou mais. A idade média dos sujeitos do estudo era de 60 meses, com um intervalo de 18 meses a 13 anos, como se pode ver na figura 2.

Fig 2: Distribuição por idade e sexo dos sujeitos do estudo

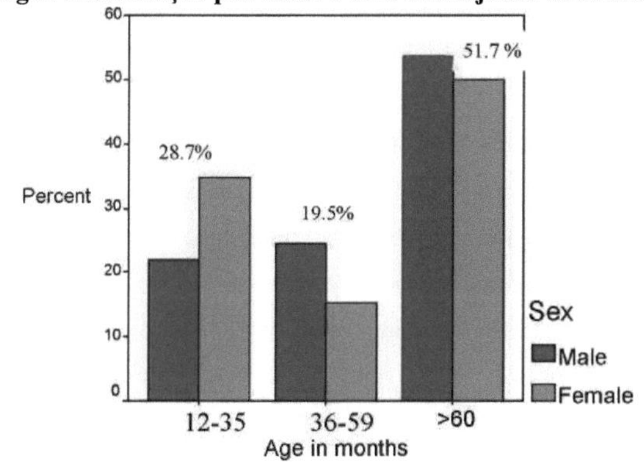

A maioria dos indivíduos, 57 (65,5%), era residente em zonas urbanas, enquanto os provenientes de zonas rurais e periurbanas eram 12 (13,7%) e 18 (20,6%), respetivamente.

Apresentações clínicas

As principais queixas dos indivíduos do estudo estavam relacionadas com os sistemas respiratório 73 (83,9%) e gastrointestinal 40 (46%). As queixas do sistema respiratório foram a tosse e a dor torácica, enquanto os sintomas gastrointestinais foram a diarreia e os vómitos. Apenas 13(14,9%) tinham queixas relacionadas com o sistema urinário genital. A Tabela 2 abaixo mostra as queixas apresentadas pelos indivíduos do estudo, por sistema afetado. Os doentes apresentavam queixas que afectavam vários sistemas.

Tabela 2: Sintomas de apresentação dos indivíduos do estudo

System	N (%)
Respiratory	73(83.9)
Gastro-intestinal	40(46)
Genital-urinary	13(14.9)
Musculoskeletal	13(14.9)
Central nervous	8(9.1)

Resultados do exame físico

Sessenta e seis (75,9%) indivíduos eram normotensos, enquanto 21 (24,1%) tinham hipertensão sistólica limítrofe. Cinquenta e cinco (63,2%) dos indivíduos apresentavam PA diastólica normal, 16 (18,4%) hipertensão diastólica limítrofe e 16 (18,4%) hipertensão diastólica. A febre superior a 38,3°C é significativa para causar proteinúria, que foi observada em 7 (8%) dos indivíduos do estudo, palidez em 33 (37,9%), edema em 14 (16,1%) e desidratação em 11 (12,6%). A desnutrição foi observada em cerca de metade dos indivíduos do estudo. Trinta e nove (44,8%) tinham escore z de peso para altura abaixo de -2,0 S.D. e apenas 2 (2,3%) tinham escore Z acima de +2 S.D. (Tabela 3).

Tabela 3: Achados físicos dos sujeitos do estudo

Physical Findings		N (%)
Systolic BP	Borderline HTN	21(24.1)
Diastolic BP	Borderline HTN	16(18.4)
	High	16(18.4)
Temp ≥38.3		7(8)
Weight/height (Z score)	low<-2	39(44.8)
	Normal (-2 to +2)	46(52.9)
	high(>+2)	2(2.3)
Pallor		33(37.9)
Oedema		14(16.1)
Dehydration		11(12.6)

Estadiamento clínico da doença VIH/SIDA da OMS

Na avaliação inicial, 44 (50,5%) dos indivíduos encontravam-se no estádio clínico 3 da doença, segundo a OMS. Doze (13,8%) encontravam-se no estádio 1, 17 (19,5%) no estádio 2 e 14 (16,1%) no estádio 4, como mostra a figura 3 abaixo.

Figura 3: Distribuição dos indivíduos do estudo por estádios clínicos da OMS

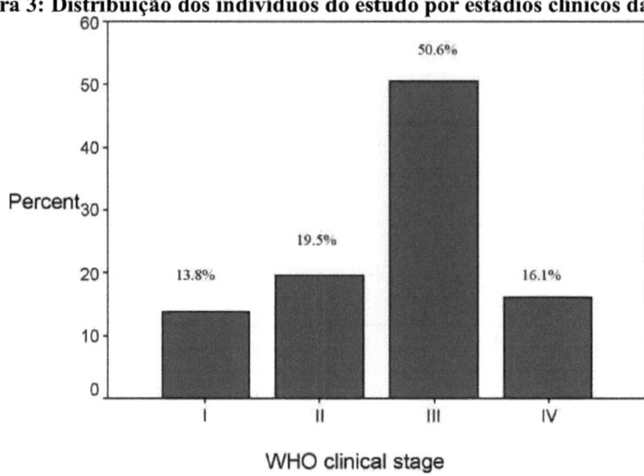

Estadiamento imunológico

O estadiamento imunológico foi efectuado utilizando CD4% e pontos de corte adequados à idade, de acordo com as novas diretrizes da OMS (Anexo III). Dezasseis (18,4%) dos indivíduos do estudo não estavam imunossuprimidos, conforme definido por CD4 ≥25%, 19 (21,8%) estavam moderadamente imunossuprimidos (CD4 15-24%) e 52 (59,8%) estavam gravemente imunossuprimidos (CD4<15%). A maioria (31/52) dos imunodeprimidos graves tinha mais de 5 anos, como mostra a figura 4 abaixo.

Figura 4: Distribuição dos participantes no estudo por idade e percentagem de CD4

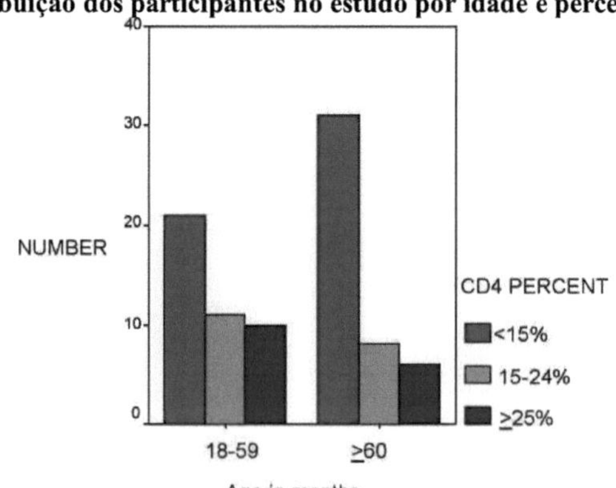

FUNÇÃO RENAL

Resultados do exame de urina

Dos 87 indivíduos do estudo em que foi efectuada urinálise, 28 (32,2%) tinham proteinúria ≥1+ na primeira análise e 14 (16,1%) tinham proteinúria >1+ na urinálise de repetição realizada duas semanas mais tarde. Por conseguinte, a prevalência de proteinúria foi de 32,2% (IC 95% 23,7%-40,7%) e a prevalência de proteinúria persistente foi de 16,1% (IC 95% 9,4%- 22,8%).

Tabela 4: Proteinúria na primeira análise de urina

Urinalysis 1	Number of subjects	Percentage (%)
0	59	67.8
1+	21	24.1
2+	5	5.7
3+	2	2.3
Total	87	100

Uma vez que a sonda de urina é um método bastante impreciso para quantificar a gravidade da proteinúria, foi utilizado o rácio proteína/ creatinina na urina de amostra para classificar a magnitude da proteinúria. Os métodos para determinar o rácio proteína/ creatinina são descritos na secção de métodos. Dos 28 doentes com proteinúria, a maioria (23) apresentava proteinúria moderada no rácio proteína/ creatinina na urina. Foi detectada proteinúria ligeira e grave em 3/28 e 2/28, respetivamente. A maioria, 12 (85,7%) dos doentes com proteinúria persistente, apresentava proteinúria moderada quando quantificada utilizando o rácio proteína/ creatinina na urina. Os restantes, 2 (14,3%), apresentavam proteinúria grave (gama nefrótica).

Figura 5: Magnitude da proteinúria determinada pelo rácio proteína/ creatinina na urina a) Doentes com proteinúria

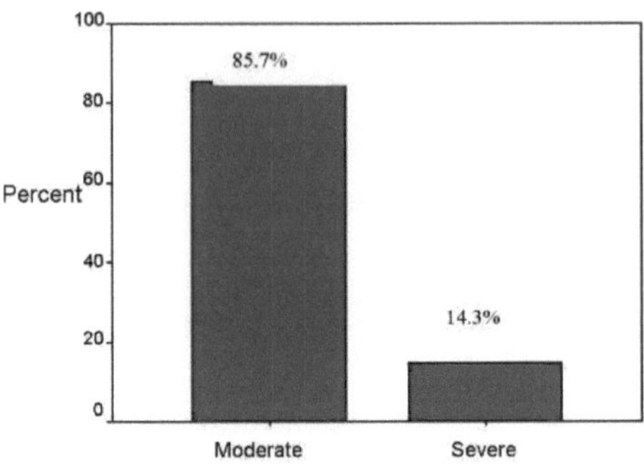

b) Doentes com proteinúria persistente

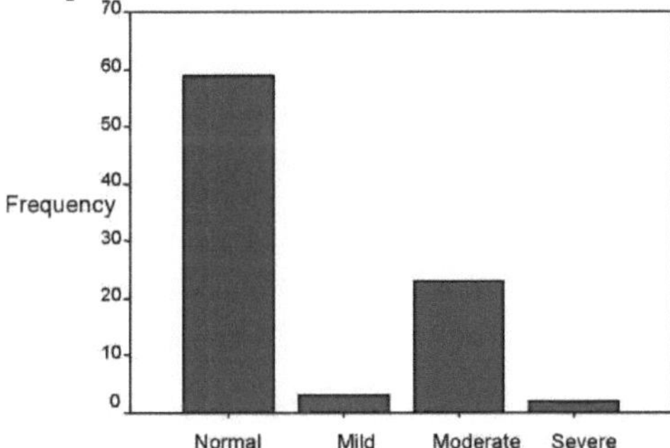

Foram observados leucócitos e nitritos em 8 (9,2%) dos indivíduos no primeiro teste de vareta, sugerindo infeção do trato urinário. Não foi efectuada cultura de urina.

Apenas três dos doentes com proteinúria persistente tinham uma possível infeção do trato urinário com base na presença de leucócitos e/ou nitritos no teste de urina. No entanto, tinham outras anomalias renais coexistentes - dois tinham níveis anormais de bicarbonato e um tinha uma taxa de filtração glomerular anormal.

A ureia sérica elevada foi encontrada apenas num doente com proteinúria persistente e a creatinina sérica elevada em dois doentes (14,2%). Todos estavam bem hidratados.

Taxa de filtração glomerular

Sessenta e quatro (73,6%) dos indivíduos tinham uma taxa de filtração glomerular normal, enquanto 23 (26,4% [IC 95% 18,4%-34,4%]) tinham uma TFG anormal. Dezanove (21,8%) apresentavam taxas de filtração glomerular ligeiramente anormais, 2 (2,3%) moderadamente anormais e 2 (2,3%) gravemente anormais, como se pode ver na Figura 6.

Figura 6: Distribuição da taxa de filtração glomerular nos indivíduos do estudo

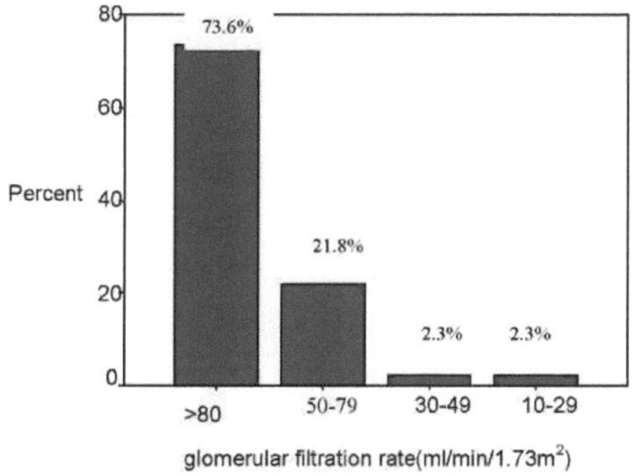

Não se registou uma correlação estatisticamente significativa entre a TFG e a proteinúria persistente (P=0,13).

Outras funções renais anormais: ureia, electrólitos e bicarbonato

Bicarbonato: Foram encontrados níveis anormais de bicarbonato em 52 (59,7%) dos indivíduos do estudo, com uma média de 20,4 mmol/L e um intervalo entre 29,8 mmol/L e 7,1 mol/L. Vinte e nove (33,3%) doentes com bicarbonato anormal tinham diarreia e vómitos, enquanto 23 (26,4%) não tinham diarreia nem vómitos. Todos os 23 doentes sem diarreia ou vómitos apresentavam níveis baixos de bicarbonato, dos quais 16 (18,4%) tinham acidose metabólica e 7 tinham pH normal. Entre os doentes com acidose metabólica, 5 tinham um anion gap normal e 11 tinham um anion gap sérico elevado. Por conseguinte, a proporção de indivíduos do estudo com alterações do nível de bicarbonato não relacionadas com o sistema gastrointestinal foi de 26,4% (IC 95% 18,4% - 34,4%). Nestes 23 doentes, não se verificou uma associação estatisticamente significativa entre o bicarbonato sérico e a proteinúria persistente (P=0,7).

Hiponatrémia: Foi detectada hiponatrémia em 32 (36,7%) dos indivíduos do estudo. Dezasseis (50%) não apresentavam sintomas do trato gastrointestinal e, presumivelmente, a hiponatrémia deveu-se muito provavelmente a uma função renal anormal.

Hipocaliémia/Hipercaliémia: A hipocaliemia estava presente em 11 (12,6%) dos indivíduos, dos quais oito (72,7%) apresentavam sintomas do trato gastrointestinal. A hipercalemia foi encontrada em 2 (2,3%).

Azoto ureico no sangue: O azoto ureico no sangue estava elevado em apenas 4 (4,6%) dos indivíduos do estudo.

Creatinina: A creatinina elevada foi encontrada em 8 (9,1%) indivíduos.

Albumina: O nível de albumina sérica era baixo em 57 (65,5%) dos indivíduos do estudo.

Factores possivelmente associados à proteinúria persistente

Entre os 14 doentes com proteinúria persistente, 1 (7,1%) tinha ureia sérica elevada, 6 (42,8%) tinham uma taxa de filtração glomerular gravemente alterada, 3 (21,4%) tinham acidose metabólica e os outros 4 tinham ureia sérica e taxa de filtração glomerular normais.

Dois (14,2%) doentes com proteinúria persistente estavam a tomar gentamicina e/ou cotrimoxazol. Um doente que estava a tomar cotrimoxazol e gentamicina há 2 semanas tinha um bicarbonato anormal (14,5 mmol/L, pH 7,32) e uma taxa de filtração glomerular alterada (70,6 ml/min/1,73 m^2), enquanto o outro estava a tomar gentamicina há 4 dias e tinha um bicarbonato baixo (13,9 mmol/L, pH 7,39). Nenhum dos doentes com proteinúria persistente apresentava febre na altura de ambas as avaliações.

Dos 11 (12,6%) doentes com desidratação, 5/11 (45,4%) apresentavam proteinúria persistente. Nestes 11 doentes, a desidratação foi associada de forma estatisticamente significativa à proteinúria persistente [P=0,005 OR=6,2(1,6-24,5)].

Prevalência de doença renal em crianças infectadas pelo VIH-1

A prevalência de proteinúria persistente foi de 16,1% (14/87) e a de taxa de filtração glomerular anormal foi de 26,4% (23/87). Os doentes que apresentavam apenas proteinúria persistente eram oito, enquanto os que apresentavam apenas diminuição da filtração glomerular eram 17. Seis doentes apresentavam simultaneamente diminuição da taxa de filtração glomerular e proteinúria persistente, como se pode ver na tabela 5. Por conseguinte, a proteinúria persistente e/ou a diminuição da taxa de filtração glomerular foram observadas em 31/87 dos indivíduos do estudo, o que dá uma prevalência conservadora de nefropatia por VIH de 35,6% (IC 95% 26,8%-44,4%). Se se incluíssem os doentes com níveis de bicarbonato alterados não relacionados com o sistema gastrointestinal, a prevalência da nefropatia por VIH era de 55%.

Tabela 5: Prevalência de doença renal determinada por proteinúria persistente e diminuição da TFG

	Normal GFR	Decreased GFR	TOTAL
No persistent proteinuria	56	17	73
Persistent proteinuria	**8**	**6**	14
TOTAL	64	23	87

Associações de proteinúria persistente, TFG e bicarbonato sérico com idade, sexo, estadiamento da OMS e contagem de CD4

Foi efectuada uma análise bivariada para determinar se a idade, o sexo, o estádio clínico da doença segundo a OMS e as percentagens de CD4 estavam associados à proteinúria persistente, à taxa de filtração glomerular anormal ou ao bicarbonato anormal, utilizando o teste do qui-quadrado. Verificou-se uma relação inversa significativa entre o estádio clínico 3/4 da doença na OMS e a proteinúria persistente, como se mostra na tabela 6. As crianças com o estádio clínico 3 e 4 da OMS tinham menos probabilidades de ter proteinúria persistente do que as crianças com o estádio 1 e 2. Seis (42,8%) dos 14 doentes com proteinúria persistente encontravam-se nos estádios 3 ou 4, em comparação com 52 (71,2%) dos 73 doentes sem proteinúria persistente, odds ratio (OR) 0,3, 95% [CI 0,94-0,979; (P-valor 0,04)]. Uma vez que a nefropatia é uma doença de estádio 3 da OMS, sem a análise da baciloscopia, 8 (57,1%) das 14 crianças com proteinúria persistente foram erradamente estadiadas e, consequentemente, não tiveram acesso a ARV em tempo útil. Doze (16,9%) das setenta e uma crianças com CD4>15% tinham proteinúria persistente e também elas teriam perdido o tratamento com ARV se apenas o estadiamento da OMS e a contagem de CD4 sem análise de urina fossem utilizados para avaliação.

Tabela 6: Associação da Protenúria Persistente com a idade, sexo, estádio da OMS e percentagem de CD4

	Persistent Proteinuria N=14		No Persistent Proteinuria N=73		OR	(95% CI)	P-value
	No.	(%)	No.	(%)			
Age(>5yrs)	7	(50)	38	(52)	0.9	0.29-2.89	0.88
Sex(male)	4	(28.5)	37	(50.6)	2.5	0.73-8.94	0.12
WHO stage 3/4	**6**	**(42.8)**	**52**	**(71.2)**	**0.3**	**0.94-0.98**	**0.04**
CD4% (>15%)	12	(85.7)	59	(80.8)	1.4	0.28-7.09	0.67

Tabela 7: Associação da TFG anormal com a idade, sexo, estádio da OMS e percentagem de CD4

	Abnormal GFR N=23		Normal GFR N=64				P-value
	No	(%)	No.	(%)	OR	95% CI	
Age(>5yrs)	**8**	**34**	**37**	**57**	**0.4**	**0.14-1.05**	**0.06**
Sex(male)	11	48	30	47	1.0	0.37-2.50	0.94
WHO stage 3/4	10	43	19	30	0.6	0.21-1.47	0.23
CD4% (>15%)	13	56	39	61	1.2	0.46-3.15	0.71

Não se registou qualquer relação entre a TFG anormal e o sexo, o estádio clínico da OMS ou a percentagem de CD4. Verificou-se uma tendência para as crianças com TFG anormal serem mais jovens em comparação com as crianças com TFG normal. Apenas 34% das crianças com TFG anormal tinham mais de 5 anos de idade, em comparação com 57% das crianças com TFG normal (P=0,06), como se pode ver na tabela 7. Apenas 10 (43%) das 23 crianças com TFG anormal se encontravam no estádio clínico 3/ 4 da OMS e uma proporção semelhante tinha CD4 $\leq$ 15%. Assim, 57% das crianças com TFG anormal não teriam sido classificadas como necessitando de ARV se o estadiamento da OMS ou CD% fossem os únicos critérios.

Tabela 8: Associações de bicarbonato anormal

	Abnormal HCO_3 N=52		Normal HCO_3 N=35				P-value
	N	(%)	No.	(%)	OR	95% CI	
Age(>5yrs)	27	52	18	(51)	0.87	0.35-2.16	0.75
Sex(male)	22	42	19	(54)	1.6	0.68-3.84	0.27
WHO stage 3/4	34	65	24	(69)	0.87	0.34-2.16	0.76
CD4% (>15%)	21	40	14	(40)	1.0	0.42-2.44	0.97

Não se registou qualquer associação entre bicarbonato anormal e idade, sexo, estádio da OMS ou CD4%, como se pode ver na tabela 8. A identificação de crianças com bicarbonato anormal teria resultado na classificação de mais 18 crianças como necessitando de ARV, em comparação com o estadiamento da OMS sem avaliação renal, ou mais 31 em comparação com as que teriam sido identificadas pelos critérios de CD%.

Foi efectuada uma análise bivariada utilizando o teste do Qui-quadrado para determinar a associação entre a doença renal no VIH, determinada por uma TFG anormal e/ou proteinúria persistente, e a idade, o sexo, o estádio clínico de VIH/SIDA da OMS e o CD4. Não foi encontrada qualquer associação significativa (valor de P de 0,17, 0,47, 0,82 e 0,81, respetivamente).

DISCUSSÃO

Aproximadamente 60% das crianças infectadas pelo VIH-1 desenvolvem alguma forma de patologia renal no decurso da doença.[5] O objetivo deste estudo foi determinar a prevalência de doença renal entre crianças infectadas pelo VIH com base na presença de proteinúria persistente e/ou taxa de filtração glomerular alterada. Globalmente, quando se considera a presença de proteinúria persistente e/ou taxa de filtração glomerular alterada, a prevalência de nefropatia foi de 35,6%.

De um modo geral, as diferentes investigações sobre a doença renal identificaram várias patologias; 16% tinham proteinúria persistente, 26,4% tinham uma taxa de filtração glomerular anormal, 26,4% tinham uma alteração do bicarbonato não relacionada com o sistema gastrointestinal 36,7%, 12,6% tinham hipocaliemia, 2,3% tinham hipercalemia e 18,4% tinham acidose metabólica. Estes resultados sublinham a importância da realização de uma bateria de investigações básicas para identificar a criança com nefropatia por VIH. Isto é consistente com o estudo PACTG que encontrou hipocaliemia em 48%, níveis elevados de azoto ureico no sangue em 33%, níveis elevados de creatinina em 17%, albumina sérica baixa em 14% e proteinúria persistente em 29%.

Verificámos que um terço das crianças infectadas pelo VIH-1 que foram rastreadas apresentava proteinúria >1+ no primeiro teste de urina. A prevalência de doença renal entre as crianças infectadas pelo VIH, com base na proteinúria persistente, foi de 16,1%. A prevalência de proteinúria neste estudo compara-se com os resultados de outros estudos. Gupta SK et al encontraram uma proteinúria >ou = 1+ de 29% em crianças infectadas pelo VIH na primeira análise de urina após a documentação do VIH.[20] Também se compara com os resultados de Szech et al de 30% de proteína de grau 1+ entre adultos infectados pelo VIH.[28] A prevalência de proteinúria persistente de 16% compara-se com a do estudo realizado por Crowley et al, que encontrou uma prevalência de 14%.[29] O estudo PACTG revelou mesmo uma prevalência mais elevada de 29%.

Não houve associação entre a doença renal e a idade, o sexo ou a percentagem de CD4. No entanto, verificou-se uma associação estatisticamente significativa com o estádio clínico da doença da OMS [P=0,04 OR=0,3(0,09-0,98)]. A maioria, 8/14(57,1%), encontrava-se no estádio 1/2 da doença, enquanto 6/14(42,9%) estavam no estádio 3/4. No entanto, apesar de o número envolvido ser pequeno, existe uma tendência para as crianças com o estádio clínico 3 ou 4 da OMS terem menos probabilidades de apresentar proteinúria persistente do que as crianças com o estádio 1 ou 2. Dois estudos de coorte realizados por Rajpoot et al e Strauss et al revelaram que a doença renal progride rapidamente e é fatal, com uma sobrevivência média de 9 meses a partir do momento do diagnóstico da doença renal. [9 25] Assim, é possível que a maioria dos doentes infectados pelo VIH morra muito mais cedo, antes de progredir para o estádio 3/4 da doença.

A maioria dos indivíduos do estudo apresentava queixas relacionadas com o sistema respiratório (83,9%), seguido do gastrointestinal (46%) e apenas 14,9% com sintomas urinários genitais. Isto revela que a apresentação de sintomas não é uma forma fiável de determinar o doente com patologia renal. Uma grande proporção de doentes com manifestações do sistema gastrointestinal apresentava níveis anormais de bicarbonato. Neste estudo, os doentes com desidratação tinham um risco seis vezes maior de proteinúria persistente. Embora a proteinúria persistente seja um indicador bastante robusto de nefropatia, as crianças que sofriam de sintomas relacionados com o TGI foram excluídas ao calcular a prevalência de doença renal, uma vez que esta pode afetar tanto a proteinúria como os níveis de bicarbonato sérico e a diarreia e os vómitos podem ser a causa da alteração dos níveis de bicarbonato. Os doentes com febre também foram excluídos da percentagem de proteinúria persistente, uma vez que a febre pode causar proteinúria. No entanto, dos 7 (8%) doentes que tinham uma temperatura superior a 38,3°C, nenhum tinha proteinúria.

Dois terços (66,7%) dos indivíduos do estudo encontravam-se em fase clínica avançada da doença VIH/SIDA (fase 3 / 4). Isto deve-se ao facto de o estudo ter sido realizado num ambiente hospitalar com doentes que procuram cuidados médicos devido a sintomas relacionados com a doença. Por conseguinte, é possível que a prevalência da doença renal entre os doentes infectados pelo VIH seja diferente na população em geral, onde há mais crianças infectadas pelo VIH assintomáticas. Futuros trabalhos de investigação devem considerar o estudo da prevalência da doença renal na população em geral.

A taxa de filtração glomerular anormal foi observada em 26% dos sujeitos do estudo e a maioria dos sujeitos do estudo apresentava um distúrbio ligeiro. No entanto, verificou-se que estes doentes apresentavam níveis normais de azoto ureico no sangue e de creatinina sérica. Isto mostra que os níveis séricos de ureia ou de creatinina, por si só, podem não diagnosticar de forma fiável os doentes com taxa glomerular anormal, a menos que a taxa de filtração glomerular seja calculada utilizando a fórmula de Schwartz. É possível que parte desta taxa de filtração glomerular anormal se deva a outras comorbilidades ou seja secundária a medicamentos nefrotóxicos.

Embora a proteinúria persistente possa ser um método fiável de determinar os doentes infectados pelo VIH com risco de desenvolver nefropatia por VIH, devem ser excluídas outras co-morbilidades através de uma investigação mais aprofundada. Neste estudo, devido a limitações financeiras, não foram efectuadas outras investigações, incluindo serologia para HBV, C3 e C4, teste de anticorpos antinucleares e cultura de urina. Assim, a prevalência da doença renal entre estes doentes não pode ser atribuída apenas ao VIH. Deveria ter sido efectuada uma biópsia renal nos doentes com proteinúria persistente e proteinúria do intervalo nefrótico para descrever o tipo histológico da doença renal. Estudos futuros devem considerar este facto.

Este estudo revelou que a doença renal é comum entre as crianças quenianas infectadas pelo VIH e pode apresentar-se como proteinúria persistente e/ou taxa de filtração glomerular anormal. Por conseguinte, todas as crianças infectadas com o VIH devem ser submetidas a uma avaliação renal através de um teste de urina e de bioquímica sérica, a fim de permitir a reclassificação do estádio clínico da doença e o início imediato da terapêutica. No entanto, deve proceder-se a uma avaliação mais aprofundada dos doentes com funções renais anormais para fazer o diagnóstico definitivo de doença renal e descrever os achados histopatológicos.

CONCLUSÃO

1. A doença renal é comum entre as crianças quenianas e afecta um terço das crianças infectadas pelo VIH-1 no KNH.

2. A proteinúria persistente foi mais frequente nas crianças com VIH/SIDA em fase inicial do que nas crianças com VIH/SIDA em fase mais avançada nesta população estudada.

RECOMENDAÇÕES

Tendo em conta a frequência da doença renal identificada nestas crianças quenianas infectadas pelo VIH, deve ser considerado o rastreio de rotina da urina para deteção de proteinúria persistente, a fim de permitir a identificação de crianças em fase inicial de doença renal. Isto permitirá a reclassificação das crianças com doença renal para a fase clínica avançada da doença VIH/SIDA e o início imediato da terapêutica antirretroviral.

Em estudos futuros, deve considerar-se a realização de um estudo mais aprofundado de crianças infectadas pelo VIH-1 com proteinúria persistente e/ou TFG alterada para fazer o diagnóstico definitivo de nefropatia por VIH e para excluir outras causas de doença renal.

REFERÊNCIAS:

1. Yogev R, Chadwick E. G. Acquired Immunodeficiency Syndrome (Human Vírus da Imunodeficiência). In: Behrman R. E., Kliegman R. M., Jenson B., (eds). Nelson Textbook of Pediatrics.17th edition, W.B. Saunders co. 2004; page 1109
2. UNAIDS/OMS - Atualização da epidemia de SIDA em 2004
3. Muttunga JN, Buluma RCB, Cheluget BK. Conhecimentos, atitudes e atitudes relacionadas com o VIH/SIDA comportamento. Kenya Demographic Health Survey 2003. Ministério do Planeamento e do Desenvolvimento dos Recursos Humanos. páginas 183-215.
4. Obimbo EM, Mbori-Ngacha DA, Ochieng JO, Richardson BA, Otieno PA, Bosire R, Farquhar C, Overbaugh J, John-Stewart GC. Predictors of early mortality in a cohort of human immunodeficiency virus type 1-infected African children. Pediatr Infect Dis J. 2004 Jun;23(6):536-43.)4.
5. Rao TK, Síndromes de insuficiência renal aguda na infeção pelo vírus da imunodeficiência humana. Semin Nephrology 1998; 18:378-395.
6. Gardenswartz MH, Lerner CW, Seligson GR, et al. Doença renal em doentes com SIDA: um estudo clínico patológico. Clinical Nephrol 1984;21:197-204.
7. Rao TKS, Filippone EJ, Nicastri AD, et al. Focal e segmentar associado glomerulosclerose na síndrome da imunodeficiência adquirida. N Engl J Med 1984;310:669-673.
8. Strauss J, Montane B, Scott G, et al. Alterações histológicas urinárias e renais em crianças com síndrome de imunodeficiência adquirida (SIDA). Pediatr Res 1984;101:429-434.
9. Gupta SK, Eustace JA, Winston J et al. Guidelines for the management of chronic doença renal em doentes infectados com VIH-1: Recommendations of the HIV Medicine association of the Infectious Disease Society of America (Recomendações da Associação de Medicina do VIH da Sociedade Americana de Doenças Infecciosas). Clinical Infectious Disease. 2005;40:1559-85
10. Strauss J, Zilleruelo G Abitbol C, Montane B, Pardo V. Renal disease in children with acquired immune deficiency syndrome. N Eng J med 1989; 321:625-630
11. Brook MG, Miller RF: Nefropatia associada ao VIH: uma condição tratável. Sex Transm Infection.2001; 77(2):97-100.
12. Strauss J, Zilleruelo G, Abitbol C, Montane B, Pardo V. Nefropatia pelo vírus da imunodeficiência humana. Pediatr Nephrol. 1993;7(2):220-5.
13. Winston JA, Bruggeman LA, Ross MD, et al. Nefropatia e estabelecimento do VIH tipo 1 durante a infeção primária. N Engl J Med 2001;344:1979-1904
14. Ray PE, Rakusan T, Loechelt BJ, Selby DM, Liu XH, Chandras RS: Nefropatia associada ao vírus da imunodeficiência humana (VIH) em crianças da área de Washington, DC: 12 anos de experiência. Semin Nephrol. 1998; 18(4):396-405.
15. Ahuja TS, Abott KC, Pack L, Kuo YF. Nefropatia associada ao VIH e doença renal terminal em crianças nos Estados Unidos. Pediatr nephrol. 2004;19(7):808-11.
16. van Rossum AM, Dieleman JP, Fraaij PL, Cransberg K, Hartwig NG, Burger DM, Gyssens IC, de Groot R. A leucocitúria estéril persistente está associada a uma função renal deficiente em crianças infectadas com o vírus da imunodeficiência humana 1 tratadas com indinavir. Pediatrics. 2002;110(2 Pt 1):e19
17. Ray PE, Xu L, Rakusan T, Liu XH. Uma nefropatia associada ao VIH na infância de 20 anos. Pediatr Nephrol.2004; 19(10):1075-92. Epub 2004 Aug 05
18. Szech LA: Renal disease associated with human immunodeficiency virus infection: epidemiology, clinical course, and management Clin Infect Dis. 2001:33(1)115-9.

19. Han TM, Naicker S, Ramdial PK, Assunga AG. A cross-sectional study of HIV- seropositive patients with varying degree of proteinuria in South Africa. Kidney Int. 2006; [Epub ahead of print].
20. Gupta SK, Mamlin BW, Johnson CS, Dollins MD, Topf JM, Dube MP: Prevalência de proteinúria e desenvolvimento de doença renal crónica em doentes infectados pelo VIH. Clin Nephrol. 2004;61(1):1-6.
21. Ole-Nguyaine S, Crump JA, Kibiki GS, Kiang K, Taylor J, Schimana W, Bartlett JA, Shao JF, Hamilton JD, Thielman NM: Morbilidade associada ao VIH, mortalidade e oportunidades de teste de diagnóstico entre doentes internados num hospital de referência no norte da Tanzânia. Ann Trop Med Parasitol. 2004; 98(2):171-9.
22. Relatório de vigilância do VIH/SIDA do CDC - Atualização de 2002
23. Vehaskare VM, Rapola J. Proteinúria isolada: análise de uma população em idade escolar. J Pediatr. 1982;101(5):661-8
2 4 Davachi F, Review of epidemiology of HIV-1 infection in children. Experiência do Zaire. Antibiot Chemother 1991;43:14-36.
25. Newson DH, Bode HH, Kiwanuka J, Mathieson PW: Doença renal proteinúrica em crianças no sudoeste do Uganda. Q J med. 2003:96:382-384
21. Vehaskare VM, Rapola J. Isolated proteinuria: analysis of a school aged population (Proteinúria isolada: análise de uma população em idade escolar).
J Pediatr. 1982;101(5):661-8
26. Rajpoot D, Kaupke CJ, Vaziri ND, Rao TK, Pomrantz A, Fikrig S: Nefropatia da SIDA na infância: uma experiência de 10 anos.J Natl Med Assoc. 1996;88(8):493-8
27. Chakraborty R, Uy CS, Oleske JM, Coen PG, McSherry e GD Acidose não gastrointestinal persistente na infeção pediátrica pelo VIH-1. AIDS 2003;17:673-7
28. Szech LA, Gange SJ, van der Horst C: Predictors of proteinuria and renal failure among women with HIV infection. Kidney Int. 2002;61:195-202
29. Crowley ST, Cantwell B, Abu-Alfa A, Rigsby MO: Prevalência de proteinúria assintomática persistente em doentes ambulatórios infectados com VIH e ausência de correlação com a carga viral. Clin Nephrol. 2001;55(1)1-6.
30. Winston JA, Klotman ME, Klotman PE: A nefropatia associada ao VIH é uma manifestação tardia da infeção pelo VIH-1. Kidney Int. 1999; 55(3):1123-4.
31. D 'Agati V, Appel GB. Patologia renal da infeção pelo vírus da imunodeficiência humana. Semin Nephrol 1998; 4: 406-421.
32. Herman ES, Klotman PE: Nefropatia associada ao VIH: Epidemiologia, patogénese e tratamento. Semin Nephrol. 2003; 23(2):200-8.
33. Connor E, Gupta S, Joshi V, Dicarlo F, Offenberger J, Minnefor A, Uy C, Oleske J, Ende N. Acquired immunodeficiency syndrome-associated renal disease in children. J Pediatr. 1988; 113(1 Pt 1):39-44.
34. Eddy AA, McCulloch L, Kiu E, Adams J. A relationship between proteinuria and acute tubulointerstitial disease in rats with experimental nephritic syndrome. Am J Pathol. 1991;138:1111-1123.
35. Magil AB. Lesões tubulointersticiais na glomerulonefrite membranosa humana: relação com a proteinúria.Am J Kidney Dis. 1995;25:375-379.
36. Remuzzi G, Ruggenenti P, Benigni A. Compreender a natureza da doença renal progressão. Kidney Int. 1997;51:2-15.
37. Ronald JH, Ronald JP, Dawn M, Kevin VL, Allison E, Julie E: Evaluation and Management of Proteinuria and Nephrotic Syndrome in Children: Recommendations From a Paediatric Nephrology Panel Established at the National Kidney Foundation Conference on Proteinuria, Albuminuria, Risk, Assessment, Detection, and Elimination (PARADE). Pediatria 2000:105;1242-

1249
38. Cachat F, Cheseaux, Guignard JP: Nefropatia associada ao VIH em crianças (Artigo em francês)
39. Strauss J, Abitbol C, Zilleruello G, Montane B. Nefropatia por VIH. In: Barratt T.M, Anver E.D, Harmon W.E.(eds). Pediatric Nephrology. 4th Edition, 1999. Lippincott Williams and Wilkins. A Wolter Khimer co. página 1103-1107.
40. Ginsberg JM, Chang BS, Matarese RA, Garella S: Utilização de amostras únicas de urina para estimar a proteinúria quantitativa. N Eng J Med 1983; 309(25):1543-6
41. Abitbol CL, Strauss J, Zilleruelo G, Montane B, Rodriguez E.Validade da urina aleatória para quantificar a proteinúria em crianças com nefropatia pelo vírus da imunodeficiência humana.Pediatr Nephrol. 1996;10(5):598-601.
42. Schwartz GJ, Brion LP, Spitzer A.The use of plasma creatinine concentration for estimating glomerular filtration rate in infants, children, and adolescents.Pediatr Clin North Am.1987;34(3):571-90.
43. Hogg RJ, Furth S, Lemley KV, Portman R, Schwartz GJ. National Kidney Diretrizes Clínicas da Kidney Disease Outcomes Quality Initiative da Fundação para Doenças Crônicas em Crianças e Adolescentes: Avaliação, classificação e estratificação. Pediatrics 2003.111; 1416-1421.
44. Kirchner JT: Resolução da insuficiência renal após o início da HAART: 3 casos e um debate sobre literatura. AIDS Read. 2002; 12(3):103-5,110-2.
45. Lucas GM, Eustace JA, Sozio S, Mentari EK, Appiah KA, Moore RD: Highly active antiretrovirais e a incidência de nefropatia associada ao VIH-1: um estudo de coorte de 12 anos. AIDS 2004:18(3):541-6.
46. Ingulli E, Tejani A Fikrig S, Nicastri A, Chen CK, Pomrantz A: Síndrome nefrótica associada à síndrome de imunodeficiência adquirida em crianças; J Pediatr 1991; 119(5):710-6.
47. Laradi A, Mallet A, Beaufils H, Allouache M, Martinez F: HIV-associated nephropathy: outcome and prognosis factors, Groupe d' Etudes Nephrologiques d'lle de France. J Am Soc Nephrol. 1998;9(12):2327-35.
48. Oyieko JN.Acceptability of routinely offered HIV testing in the paediatric wards of KNH. Dissertação de Mestrado em Medicina Pediátrica e Saúde Infantil, Universidade de Nairobi, 2006.

APÊNDICE I

PROFORMA

Número do estudo:

Idade: ------------------------- Sexo:

Residência: ------------------------- Endereço:

HISTÓRIA

Sintomas de apresentação:

Perguntar: "A criança já experimentou..."

Sim Não

1) SNC i) Convulsões
2) CVS i) Fadiga fácil
   ii) Inchaço das pernas
   iii) Palpitações
3) RS i) Tosse
   ii) Hemoptise
   iii) Dor no peito
4) GU i) Dor à micção
   ii) Redução da quantidade de urina
   iii) Micção frequente
   iv) Urina com cor de coca-cola
   v) Dor abdominal/no flanco
5) GI i) Diarreia
   ii) Vómitos
6) MSS i) Dores ou inchaço nas articulações
7) PELE i) Erupções cutâneas
8) Outros sintomas

Historial de medicamentos:

Perguntar: "A criança está atualmente a tomar..."

Fármaco: Duração:

1) Cotrimoxazol
2) Amicacina

3) Gentamicina
4) Outros

ACHADOS FÍSICOS

PA (braço direito) ^{t}leitura:mmHg 2 leitura:mmHg Média:mmHg

Normal Limítrofe Hipertensivo

TEMP (axilar)°C

Peso (Kg)Altura (cm)

OEDEMA Presente Ausente DEHYDRATION Presente Ausente

PALLOR Presente Ausente JAUNDICE Presente Ausente

	Estado clínico
Estádio clínico da OMS: I	______________________
II	______________________
III	______________________
IV	______________________

RESULTADOS LABORATORIAIS

Date (dd/mm/yy)	**Laboratory tests**	**Results**
	1. CD4 (%)	
	2. CD8 (%)	
	3. Urea (mmol/L)	
	4. Na^+ (mmol/L)	
	5. K^+ (mmol/L)	
	6. Cl^- (mmol/L)	
	7. HCO^- (mmol/L)	
	8. Serum albumin	
	9. FULL BLOOD COUNT	
	10. Creatinine (µmol/L)	
	11. Urinalysis 1	
	12. Urine protein/ creatinine ratio 1	
	13. Urinalysis 2	
	14. Urine protein/ creatinine ratio 2	

FORMULÁRIO DE CONSENTIMENTO

IP NÃO...

ESTUDO NO....................................

EU, DR. DAVID DURO GALGALLO, do Departamento de Pediatria e Saúde Infantil da Universidade de Nairobi, estou a realizar um estudo sobre a "Prevalência de disfunção renal em crianças infectadas pelo VIH-1 no Hospital Nacional Kenyatta".

O estudo envolve determinadas perguntas específicas e o exame do seu filho, sendo recolhidas amostras de urina e de sangue para efetuar testes de função renal. Os testes não lhe serão cobrados e o seu filho também beneficiará deste estudo em termos de deteção precoce de doença renal e de encaminhamento para um nefrologista para tratamento adequado. Existe o risco de ficar com nódoas negras durante a colheita de sangue.

Os resultados do estudo serão tratados de forma estritamente confidencial. Pode abandonar o estudo em qualquer altura, sem qualquer obrigação, e a gestão do seu filho não sofrerá qualquer interferência.

Aceito fazer parte deste estudo.

NOME .... ASSINATURA

(Pai/tutor)

ASSINATURA DA TESTEMUNHA .... Data

APÊNDICE II

Fórmula de Schwartz

$$\text{Taxa de filtração glomerular} = \frac{\text{altura (cm)} \times K}{\text{Creatinina plasmática (gmol)}}$$

APÊNDICE III

Estadiamento pediátrico da doença VIH/SIDA da OMS

WHO Paediatric stage 1	• Asymptomatic • Persistent generalized lymphadenopathy (PGL) • Hepatosplenomegaly
WHO Paediatric stage 2	• Papular pruritic eruptions • Seborrheic dermatitis • Fungal nail infections • Angular chelitis • Lineal gingival erythema • Extensive HPV or molluscum infection (>5% of body area/face) • Recurrent oral ulcerations(2 episodes/ 6 mos) • Parotid enlargement • Herpes zoster (>1 episode/12mos) • Recurrent or chronic upper respiratory infection (URI): otitis media, otorrhea, sinusitis (>2 episodes/ 6 mos)
WHO Paediatric stage 3	• *Unexplained* moderate malnutrition (- 2SD or Z score) not responding to standard therapy • *Unexplained* persistent diarrhoea (>14 days) • *Unexplained* persistent fever (intermittent or constant,> 1 mo) • Oral candidiasis(outside neonatal period) • Oral hairy leukoplakia • Pulmonary tuberculosis • Severe recurrent presumed bacterial pneumonia (> 2 episodes/ 12 mos), or thrombocytopenia (< 30,000/mm3) for > 1 mo. • Acute necrotizing ulcerative gingivitis/periodontitis • Lymphoid interstitial pneumonitis (LIP) • *Unexplained* anaemia (< 8 g/dL), neutropenia (<1,000/mm3), or thrombocytopenia (<30,000/mm3) for >1 mo • HIV related cardiomyopathy

	• HIV-related nephropathy
WHO Paediatric stage 4	Symptomatic HIV-antibody positive infant age <18 mos* • Two or more of the following ✓ Oral candidiasis ✓ Severe pneumonia ✓ Failure to thrive ✓ Sepsis * Presumptive diagnosis of stage 4 disease in HIV- antibody positive infants < 18 mos requires confirmation with HIV virologic tests when possible, or by antibody tests after age 18 mos
WHO Paediatric stage 4 (Any age)	• *Unexplained* severe wasting or severe malnutrition (-3 SD or Z score) • Pneumocystis pneumonia • Recurrent severe bacterial infections (>episodes/12mos, excluding pneumonia) • Chronic orolabial or cutaneous HSV (lasting >1mo) • Extrapulmonary tuberculosis • Kaposi's sarcoma • Oesophageal candidiasis • CNS toxoplasmosis • Cryptococcal meningitis • Any disseminated endemic mycosis • Cryptosporidiosis or isosporiasis (with diarrhoea >1 mo) • CMV infection of organ other than liver, spleen, lymph nodes (and onset age >1 mo) • Disseminated mycobacterial disease other than tuberculosis • Candida of the trachea, bronchi or lungs • Acquired recto-vesical fistula • Cerebral or B-cell non-Hodgkins lymphoma • Progressive multifocal leukoencephalopathy (PML) • HIV encepahalopathy

WHO Paediatric Staging of HIV/AIDS Disease (November 2004)

APÊNDICE IV

Classificação imunológica com base na contagem total e % de CD4

Immunological category	Age of Child		
	<12 months	1-5 years	6-12 years
	CD4/µL (%)	CD4/µL (%)	CD4/µL (%)
1:No evidence of suppression	≥1500(≥25)	≥1000((≥25)	≥500(≥25)
2:Evidence of moderate suppression	750-1499(15-24)	500-999(15-24)	200-499(15-24)
3:Severe suppression	<750(<15)	<500(<15)	<200(<15)

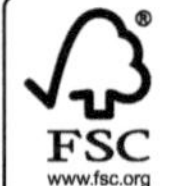

MIX
Papier aus verantwortungsvollen Quellen
Paper from responsible sources
FSC® C105338

Printed by Books on Demand GmbH, Norderstedt / Germany